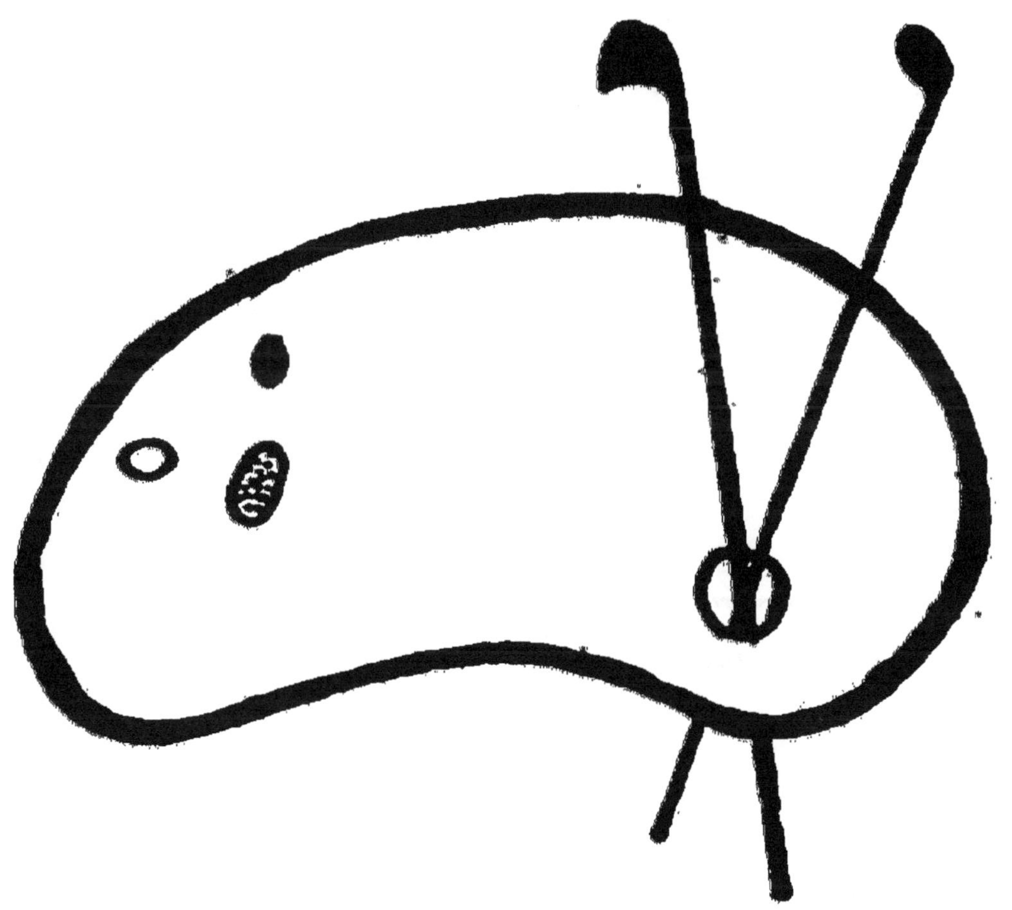

DEBUT D'UNE SERIE DE DOCUMENTS
EN COULEUR

APPLICATIONS MÉDICALES DU RADIUM

PRINCIPES
DE LA
TECHNIQUE ACTUELLEMENT EN USAGE

Ces principes ont été extraits des publications faites par les Docteurs Dominici *et* Wickham *à la suite de leurs travaux au Laboratoire Biologique du Radium.*

LIBRAIRIE DU RADIUM ET DE LA RADIOACTIVITÉ
4, Rue Tronchet, 4
PARIS

Janvier 1910

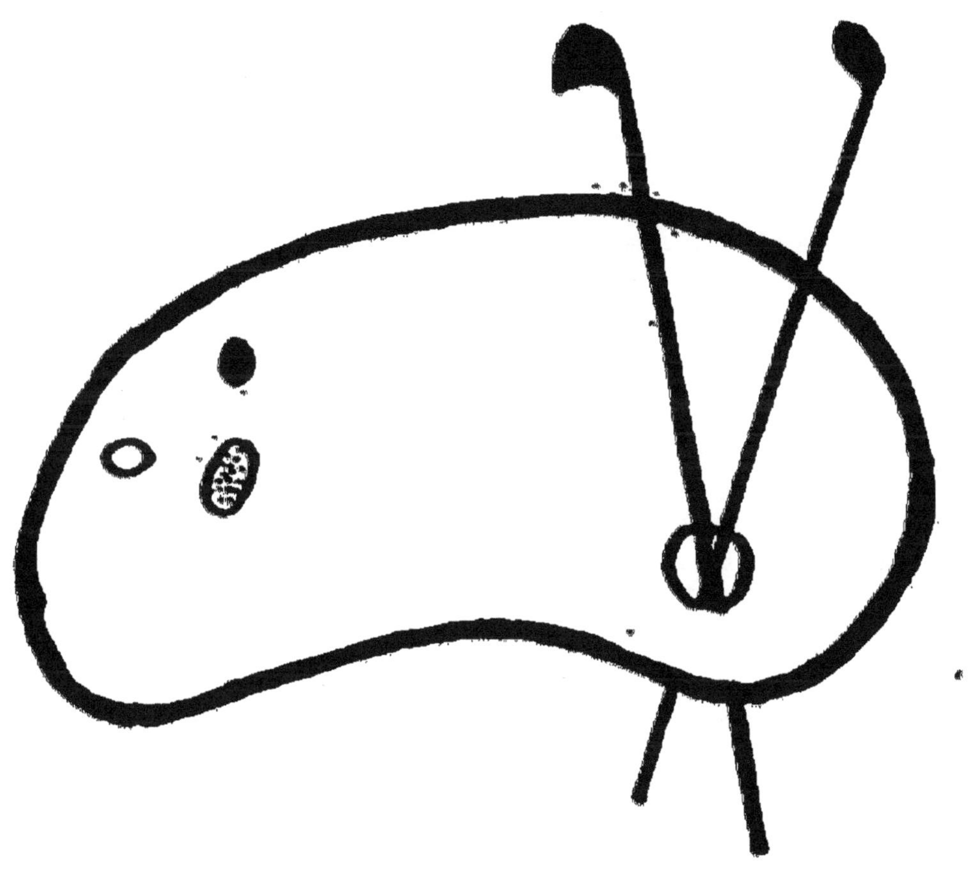

FIN D'UNE SERIE DE DOCUMENTS
EN COULEUR

APPLICATIONS MÉDICALES DU RADIUM

PRINCIPES
DE LA
TECHNIQUE ACTUELLEMENT EN USAGE

APPAREILS

Il existe deux sortes d'appareils radifères :

Les appareils à sels collés.
Les appareils à sels meubles.

Les appareils à sels collés sont ceux où le sel de radium est fixé à la surface d'un support de toile ou de métal, au moyen d'un vernis spécial.

Les appareils à sels meubles sont ceux où le sel de radium est libre dans la cavité de récipients de dimensions variables pour lesquels on a adopté la forme cylindrique.

Les appareils à sels collés sur toile se font remarquer par leur souplesse qui permet de les modeler sous des formes variées ; par contre, comme les grains de sel de radium y sont en saillie, parce qu'ils sont enrobés par une couche de vernis extrêmement mince, à l'encontre de ce qui existe pour les appareils à sels collés sur métal, où les grains de sel de radium sont enfouis dans une couche de vernis plus ou moins épaisse, ils sont plus fragiles.

Les appareils à sels collés sur métal sont rigides et possèdent, de ce fait, une conformation définitive ; ils ont tous une forme carrée ou rectangulaire qui permet de faire sur la peau deux applications voisines sans laisser d'intervalle.

Les appareils à sels meubles sont essentiellement des tubes de métal (Dominici), dont la cavité renferme du sulfate de radium à l'état libre ; les tubes une fois remplis sont soudés pour empêcher l'humidité de pénétrer à l'intérieur.

Le sel de radium, auquel ces divers appareils servent de support, est la source de rayons α, β et γ.

Ces derniers rayons ont été assimilés aux rayons X, dont ils possèdent la plupart des caractères, mais dont ils se distinguent par une plus grande puissance de pénétration.

Si on classe les rayons du radium d'après cette puissance de pénétration, les α seront au dernier rang ; les γ, les plus pénétrants de tous, au premier ; entre les α et les γ se placeront les β qui se subdivisent eux-mêmes en β mous, à peine plus pénétrants que les α, en β moyens et enfin en β durs dont la puissance de pénétration se rapproche de celle des rayons γ, ou l'atteint.

Les rayons α sont arrêtés en totalité par une lame d'aluminium de 4/100 de m/m. d'épaisseur.

C'est pourquoi les appareils radifères à sels collés ne livrent qu'une partie des α, le reste se trouvant absorbé par le vernis, et les appareils à sels meubles n'en livrant pas du tout.

De tous les appareils, ceux qui fournissent — toutes choses égales, d'ailleurs — le plus de rayonnement sont les appareils à sels collés sur toile ; en effet, les grains de sels de radium font saillie à la surface du tissu qui leur sert de support et ne sont entourés que par une couche extrêmement mince de vernis qui n'arrête qu'un minimum d'α.

Inversement, dans les appareils à sels collés sur métal, il y a une grande déperdition des α parce que les grains de sels de radium se trouvent enfouis dans la masse du vernis qui se comporte à la façon d'un écran relativement épais.

La perte de rayonnement est encore plus grande dans les appareils à sels meubles, parce que les parois arrêtent tous les α et un certain nombre de β. Ces appareils — les premiers en date — avaient été à peu près abandonnés avant les recherches du Dr Dominici, pour deux raisons :

1°. — Parce qu'ils fournissaient un rayonnement trop faible, eu égard à la quantité de sels de radium qu'ils contenaient ;

2°. — Parce qu'ils offraient une surface de rayonnement par trop minime.

Ces appareils ont été remis en usage à partir de l'époque où le Dr DOMINICI a introduit en radiumthérapie la méthode du rayonnement ultrapénétrant, méthode qui est basée sur le filtrage des rayons de radium par des écrans de métaux denses.

MODES D'APPLICATION

L'application des appareils radifères au traitement des diverses maladies s'exécute de deux façons :

1° En utilisant le rayonnement tel qu'il est fourni par les appareils, ou après lui avoir fait subir un filtrage qui laisse subsister sinon les α, du moins la plus grande partie des β et les γ.

2° En filtrant le rayonnement de manière à supprimer les α, la presque totalité des β et une partie des γ.

La première méthode peut être appelée méthode de rayonnement composite, puisqu'elle met en jeu soit la totalité, soit la plus grande partie des rayons provenant des appareils.

La seconde est celle que Dominici a appelée « la méthode du rayonnement ultrapénétrant ».

Quand on applique la première méthode, on utilise les appareils en les entourant simplement d'une gaine de baudruche ou de caoutchouc, destinée à les protéger contre les liquides organiques.

La méthode du rayonnement ultrapénétrant exige un dispositif spécial dont Dominici a donné la description dans de nombreuses publications.

Ce dispositif est destiné :

1° A filtrer le rayonnement de manière à conserver les rayons ultrapénétrants.

2° A faire varier le rayonnement ainsi obtenu.

Pour filtrer, on place sur les appareils à sels collés contenant du sel de radium des écrans de nickel, de plomb, d'argent ou d'or, dont l'épaisseur

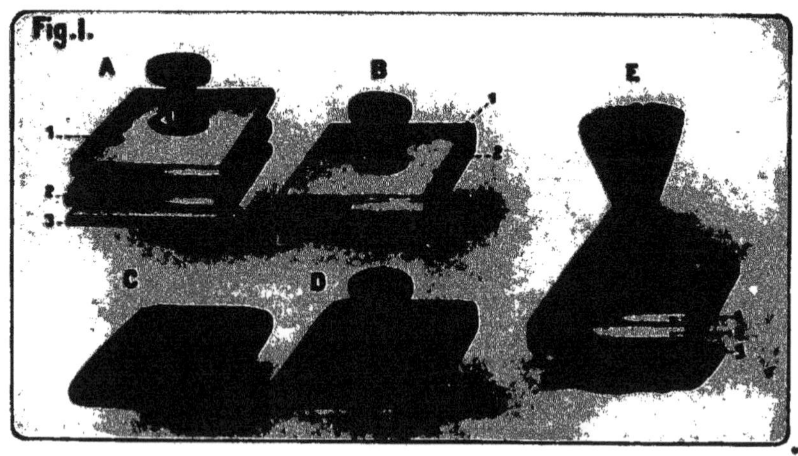

Fig. 1. — A. — Appareil carré à sels collés.
(1. Plateau métallique. — 2. Écran métallique laissant passer le rayonnement ultra pénétrant. 3. Feuilles de papier arrêtant le rayonnement secondaire.)

B. — Le même appareil rentré dans son écran métallique et appliqué sur feuilles de papier.

C. — Gaine en caoutchouc.

D. — Appareil dans la gaine de caoutchouc.

E. — Appareil enveloppé dans une feuille de caoutchouc formant gaine.

minima est, en génér... 4/10 de m/m ; l'épaisseur maxima est illimitée, mais on la maintient dans la pratique entre 2 m/m 1/2 et 3 m/m.

Sur les écrans métalliques on place des feuilles de papier formant une épaisseur de plusieurs millimètres.

L'ensemble constitué par l'appareil radifère, l'écran métallique et le papier, est engainé de caoutchouc.

Le rôle de l'écran métallique est d'intercepter tous les rayons autres que les ultrapénétrants. Il arrête donc tous les α, la presque totalité des β et la fraction des γ correspondant aux rayons X ordinaires pour ne laisser passer qu'une minorité des β et la fraction des γ dont la puissance de pénétration est supérieure à la plupart des rayons X.

Les feuilles de papier servent à arrêter un rayonnement secondaire qui résulte de la traversée de l'écran métallique par les rayons.

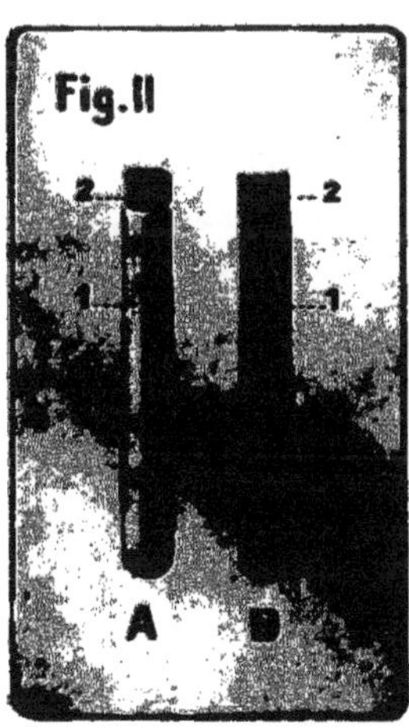

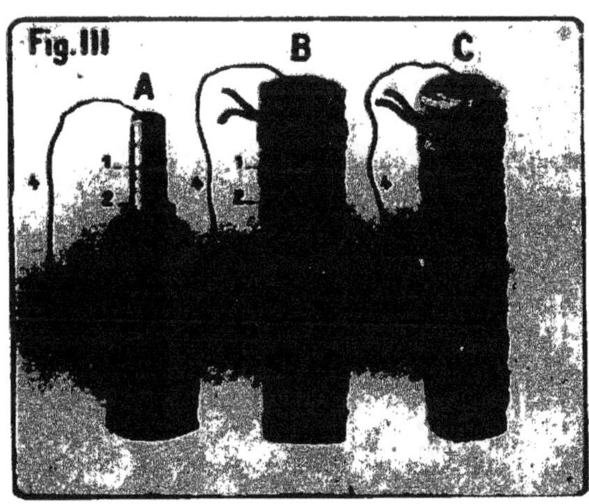

Fig. II. — A. — Tube radifère DOMINICI.
(1. Corps du tube. — 2. Tête du tube percée d'un trou par lequel on fait passer un fil de soie ou d'argent.)

B. — Coupe longitudinale du tube.
(1. Paroi métallique de 5/10e de m/m. d'épaisseur. — 2. Tête du tube. — 3. Sulfate de Radium.)

Fig. III. — A. — Tube radifère DOMINICI.
(1. Tube. — 2. Gaine de caoutchouc. — 3. Enveloppe de tarlatane ficelée avec de la soie. — 4. Fil de soie ou d'argent passé dans le trou de la tête).

B. — Coupe longitudinale de l'ensemble. — C. — Vue extérieure.

Il est nécessaire d'amortir ces rayons secondaires, car ils sont à la fois peu pénétrants et irritants pour les tissus, c'est le rôle du caoutchouc, qui sert, en outre, à protéger l'appareil contre les divers liquides organiques.

Cet agencement comporte diverses modifications concernant la conformation des appareils, la qualité et l'intensité du rayonnement cherché.

Ainsi, les appareils à sels collés sur métal qui sont carrés ou rectangulaires ont des écrans de métal de même forme.

Ceux qui sont constitués par des toiles radifères se logent dans des boites de plomb ou d'argent vierge, à couvercle de même métal dont l'occlusion est assurée au moyen de cire à modeler, ou de paraffine, ou plus simplement par soudure.

Quant aux tubes Dominici contenant du sulfate de radium on arrête leur rayonnement secondaire par des gaines de caoutchouc et de gaze, conformément aux indications fournies par les figures ci-jointes.

NOMENCLATURE DES APPAREILS

Les appareils à sels collés contiennent toujours un centigramme de sel de l'activité désignée par centimètre carré compté en bromure.

Ex. Un appareil carré, activité 500.000, de 2 centimètres sur 2 centimètres, ayant par conséquent une surface de 4 centimètres carrés, contiendra 4 centigrammes de bromure de radium, activité 500.000, transformé en sulfate, le bromure ayant été pris comme type pour l'établissement du poids et du prix des sels de radium.

L'activité 2.000.000 correspond au Bromure de radium pur.
— 1.000.000 — — — demi-pur.
— 500.000 — — 1/4 de pur, 25 o/o.
— 100.000 contient 5 o/o de Bromure de radium pur.

Les principaux appareils employés en Radiumthérapie sont :

I. — Appareils à sels collés.

a. — Des appareils de forte activité :

activité 500.000
— 1.000.000
— 2.000.000

b. — Des appareils de moyenne activité :

activité 100.000

c. — Des appareils de faible activité :

activité 500 (0,025 o/o de bromure de radium pur.)
— 1.000 (0, 05 o/o — — —)
— 5.000 (0, 25 o/o — — —)

Ces derniers appareils sont des appareils à sels collés sur toile et de grande surface, 100 centimètres carrés et au delà.

II. — **Appareils à sels libres.**

Ces appareils sont constitués par les tubes métalliques Dominici. On n'emploie que des sels de radium purs dans ces tubes pour obtenir le maximum d'effet avec le minimum de place.

a. — Tubes contenant 1 centigramme de bromure de radium pur.
b. — — — 5 — — — —
c. — — — 10 — — — —

TRAITEMENT DES TUMEURS MALIGNES

Tumeurs malignes épithéliales.

Ces tumeurs doivent être traitées avec des appareils à sels collés de forte activité (2.000.000 à 500.000) ou avec des tubes de Dominici contenant, au minimum, un centigramme de bromure de radium pur.

TUMEURS MALIGNES EPITHÉLIALES DE LA SURFACE DE LA PEAU ET DES MUQUEUSES

Tumeurs malignes épithéliales de la peau.

Les cancers de la peau peuvent être traités soit par la méthode destructive, soit par la méthode régressive.

Traitement des cancers de la peau par la méthode destructive.

Cette méthode s'applique aux cancers de la peau ordinaires.

Elle consiste à employer des appareils à sels collés sur toile ou sur métal, d'activité 500.000, simplement entourés d'une gaine de caoutchouc ou de baudruche de très faible épaisseur, destinée à les protéger contre le suintement des tissus malades.

L'application des appareils est avantageusement précédée d'une toilette de la région malade, consistant en un enlèvement soigné des croûtes (WICKHAM et DEGRAIS).

Dans le cas où les dimensions de l'appareil l'emportent sur celles du cancer, protéger les portions de peau saine avoisinant la tumeur au moyen d'une lame de plomb caoutchouté découpée de façon à encadrer la tumeur. Entre la peau saine et la lame de plomb caoutchouté, placer de la gaze, et recouvrir le tout avec l'appareil radifère.

Le cancer sera soumis au rayonnement pendant 4 ou 8 heures, en moyenne, applications réparties entre 2 ou 4 séances, pratiquées tous les jours, ou avec un intervalle d'un jour.

Il se produit une réaction intense suivie de la formation d'une escarre qui tombe au bout de six semaines environ.

Traitement des cancers de la peau par la méthode régressive.

Celle-ci s'exécute surtout par le procédé de DOMINICI, c'est-à-dire par la méthode du rayonnement ultrapénétrant obtenu par filtrage à travers des lames de métaux denses de 4/10 à 5/10 de m/m d'épaisseur.

Cette méthode s'applique de préférence aux cancers qui se développent dans les angles des dépressions, des cavités naturelles, et aussi aux cancers très infiltrants, très étendus, très anfractueux, dont la régression doit être suivie dans tous ses détails, et reprise dès que se manifeste l'arrêt de la réduction du néoplasme.

Pour les cancers qui occupent la surface de la peau, et qui ne sont pas trop profondément infiltrés, on se servira d'appareils à sels collés recouverts, comme il a été indiqué plus haut, d'écrans métalliques (nickel ou plomb) de 5/10 de m/m. à 1 m/m. d'épaisseur.

On applique les appareils, munis de leur écran métallique, de l'écran de papier et de l'enveloppe de caoutchouc, pendant 12 heures ou 24 heures, sur le néoplasme; on attend 15 jours ou trois semaines et on recommence le traitement.

Si le cancer parait réfractaire au rayonnement, on double l'intensité du rayonnement primitif, soit employant un appareil de plus forte activité, soit en ajoutant au premier appareil un second appareil constitué par une toile radifère d'activité 500.000 à laquelle on superposera, suivant la règle, l'écran métallique, l'écran de papier et le caoutchouc engainant le tout.

Les cancers de la peau qui se développent dans les angles, tels que le sillon naso-génien, rétro-auriculaire, sous-mammaire, etc.; ceux qui se développent dans les dépressions de l'oreille, ou encore dans les cavités naturelles, telles que l'entrée des fosses nasales, seront soumis au rayonnement ultrapénétrant que fournissent les tubes radifères de DOMINICI.

Le tube radifère, contenant de 1 à 5 centigr. de sel de radium, sera entouré de gaze sur une épaisseur de 3 à 4 m/m et placé dans les dépressions de la tumeur pendant 12 ou 24 heures.

On reprendra le traitement au bout de trois semaines.

Le cancer de la peau, profondément infiltré, fortement saillant sera traité par l'introduction des tubes radifères dans la tumeur (DOMINICI).

Il est inutile d'engainer les tubes radifères métalliques : on les place directement dans l'épaisseur du néoplasme, où ils séjournent 48 heures ou 3 jours de suite. De fortes doses sont nécessaires, et c'est pourquoi on n'hésitera pas à traiter un épithélium très infiltrant, du volume d'une petite mandarine, par exemple, par l'introduction de trois tubes radifères contenant chacun 5 centigrammes de sel de radium pur, séjournant 48 heures de suite dans la masse néoplasique.

Tumeurs malignes épithéliales des muqueuses.

Ces tumeurs doivent être traitées par le rayonnement ultrapénétrant.

Cancer de la muqueuse de la bouche.

Pour traiter le cancer de la lèvre, de la langue, de la face interne de la joue, du pharynx, on utilisera, soit des toiles radifères d'activité 500.000, soit des tubes radifères de DOMINICI.

Les toiles radifères seront placées entre des lames de plomb que l'on pourra modeler de manière à leur donner une conformation concave-convexe permettant de les adapter à la concavité ou à la convexité soit des lèvres, soit de la langue, soit des piliers du voile du palais.

Les toiles radifères utilisées devront contenir au moins 4 centigrammes de bromure de radium activité 500.000.

L'épaisseur des lames de plomb sera de 2 m/m et les appareils, entourés comme il a été dit précédemment, de papier, puis de caoutchouc, seront placés sur les tumeurs de la façon suivante :

Cancer de la lèvre.

Application pendant 24 ou 48 heures d'une façon consécutive, exception faite du temps consacré au repas et au nettoyage de l'appareil.

Avoir soin de protéger les portions de muqueuse saines avoisinantes avec des lames de plomb caoutchoutées, entourées de gaze.

En ce qui concerne les tumeurs de la cavité buccale, langue, plancher de la bouche, joues, piliers, on procédera par applications de 12 heures réparties entre 6 séances de 2 heures chacune, exécutées tous les jours ou tous les deux jours.

Les appareils à sels collés sont remplacés avantageusement par les tubes radifères de Dominici, contenant un centigramme ou 5 centigrammes de bromure de radium pur à rayonnement filtré à travers 5/10 de m/m d'argent. Les entourer, au préalable, de gaz, puis de caoutchouc.

Cancer de la muqueuse de l'estomac et de l'intestin.

Le traitement est simplement palliatif et détermine la diminution de la douleur et des troubles dyspeptiques.

On emploiera des toiles radifères de 100 à 300 centimètres carrés d'activité 5.000 à 500.

On disposera entre la peau et l'ensemble formé par l'appareil, une lame de plomb de 1/10 de m/m d'épaisseur, garnie de papier fin sur une épaisseur de 5 à 6 m/m.

Laisser en place sur la région stomacale pendant 3 ou 4 jours, enlever l'appareil, et recommencer les applications au bout d'une semaine.

Cancer du rectum.

Introduire dans la cavité de la tumeur un tube radifère de Dominici, engainé conformément à la fig. 3. Laisser 12 heures. Recommencer l'application toutes les 3 semaines.

Cancer du vagin et de l'utérus.

Le traitement des cancers du vagin et de l'utérus est calqué sur celui du rectum, avec cette différence, en ce qui concerne l'utérus, que l'on peut utiliser des charges encore plus fortes de radium et laisser plus longtemps en place les appareils.

Exemple : Introduire des tubes contenant chacun 10 centigrammes de sel de radium pur, ou placer simultanément deux ou trois tubes contenant chacun 5 centigrammes de sel de radium pur.

Ces appareils pourront rester en place jusqu'à 48 heures, dans le cas où ils seront placés en pleine masse néoplasique.

Renouveler le traitement tous les mois.

Tumeurs épithéliales sous-cutanées et sous-muqueuses. — Cancers du sein.

Employer des appareils à sels collés de grande activité (500.000), de large surface (25 à 30 centimètres carrés), munis d'un écran de plomb ou nickel de 2 m/m d'épaisseur, le tout entouré de caoutchouc. Le système d'écrans sera complété par des carrés de gaze d'un demi-centimètre d'épaisseur.

Si on dispose de plusieurs appareils, on les placera simultanément à la surface du sein de manière à le recouvrir sur une étendue correspondant à celle de la tumeur.

Laisser les appareils en place pendant 24 à 48 heures. Renouveler les applications toutes les trois semaines.

Quand on ne dispose que d'un seul appareil, celui-ci sera placé successivement sur toute l'étendue du sein correspondant à la tumeur, et restera en place 24 ou 48 heures de suite.

En ce qui concerne le traitement des ganglions axillaires, utiliser des appareils à sels collés constitués par trois ou quatre toiles radifères contenant chacune 4 centigrammes de sel de radium (activité 500 000), placées dans un boîtier de plomb concave-convexe, engainé de gaze sur une épaisseur d'au moins 1 centimètre.

Le boîtier s'adaptera à la cavité de l'aisselle. Laisser en place pendant 24 heures. Renouveler toutes les trois semaines.

D'une façon générale, toutes les tumeurs épithéliales profondes, autres que celles du sein, telles que les cancers de la parotide, du cou, etc..., devront être traitées par l'introduction de tubes radifères à parois métalliques continue de 5/10 de millimètres d'épaisseur (Dominici).

On introduira, suivant le volume de la tumeur, 2, 3, voire 4 tubes radifères, contenant 5 centigrammes de sel de radium pur. Ces appareils resteront en place 24 ou 48 heures ou davantage. — Renouveler les applications quand la régression tendra à se ralentir.

TUMEURS MALIGNES DE TYPE CONJONCTIF

Sarcome. — Lymphadénome. — Lymphosarcome.

Les tumeurs malignes de type conjonctif seront traitées à la façon des tumeurs épithéliales, c'est-à-dire soit par l'application en surface d'appareils à sels collés, à rayonnement filtré suivant la méthode de Dominici, soit par l'introduction de tubes radifères dans l'intérieur des tumeurs.

Il existe une différence considérable entre la sensibilité des sarcomes et celle des lymphadénomes.

Le traitement des sarcomes nécessite souvent des intensités de rayonnement comparables à celles qui sont utilisées pour les épithéliums. Par contre les lymphadénomes et les lymphosarcomes sont beaucoup plus sensibles et peuvent céder au rayonnement d'appareils contenant 3 ou 4 fois moins de radium que ceux qui sont indispensables au traitement des épithéliums.

TUMEURS BENIGNES

D'une façon générale, les tumeurs bénignes cèdent plus facilement au traitement que les tumeurs malignes et guérissent plus rapidement sous son influence.

Les tumeurs bénignes au sujet desquelles on a expérimenté la radiumthérapie sont essentiellement les nævi.

Traitement des nævi (1)

En général, ces tumeurs sont attaquées avec de fortes activités, de manière à déterminer une radiumthérapie curative. Cependant, les docteurs Wickham et Degrais ont obtenu des résultats remarquables dans le traitement de certains nævi, les angiomes mous érectiles, en particulier, sans radiumdermite au moins accusée, par les applications courtes et répétées d'appareils d'activité 500.000.

(1) MM. Wickham et Degrais ont multiplié les observations, traité des formes morbides, vierges jusqu'alors de tout essai, et véritablement consacré la méthode.

Traitement des nævi vasculaires.

Les docteurs WICKHAM et DEGRAIS envisagent quatre groupes principaux de nævi vasculaires :

a) Nævi plans superficiels, de niveau avec la peau. Les auteurs commencent par traiter une seule place, à titre d'essai, surtout lorsque le nævus est pâle. Les doses moyennes sont les suivantes ; ils appliquent :

Dans les nævi très clairs, l'appareil n° 1 à sels collés activité 500.000 carré ou rectangulaire (1er tableau) pendant 3 h. 1/2 en trois séances.

Dans es nævi colorés rouge, le même appareil, une heure et demie en trois séances.

Dans les nævi colorés de violet, le même appareil pendant deux heures en deux séances.

En général, 30 à 50 jours après les applications, les surfaces sont décolorées.

b) Nævi plans de niveau avec la peau et profonds. — Dans les formes profondément infiltrées, application d'un appareil carré ou rectangulaire, activité 500.000, trois heures et demie en quatre séances.

Quand ces nævi sont très colorés et très profonds, il est préférable de procéder par traitements successifs.

Nævi plus ou moins surélevés, à surface lisse ou mamelonnée. — Ces cas peuvent être traités comme précédemment, mais parfois, ils offrent une grande résistance. Alors les auteurs interviennent de la façon suivante :

Une première série d'applications de trois heures d'un appareil carré ou rectangulaire, activité 500.000. amène un certain nivellement des tumeurs : six semaines après ce premier traitement, on fait deux ou trois heures d'application du même appareil, dans le but d'obtenir la décoloration qui n'est qu'amorcée dans la première série.

Dans les formes tres saillantes, deux séries d'applications sont quelquefois nécessaires pour arriver au seul aplatissement.

Quoi qu'il en soit, la guérison de ces tumeurs est la règle.

Angiome mou en nappe presque fluctuante et tumeurs angiomateuses érectiles. — On applique des appareils d'activité 500.000 pendant 10 ou 5 minutes par zone traitée avec des intervalles variant de deux à trois ou quatre jours et des arrêts plus prolongés durant deux ou trois semaines, de manière à éviter la production d'une escarre.

Papillomes.

Les papillomes ordinaires de la peau ou des muqueuses doivent être traités par des applications d'appareils d'activité 500.000, courtes et répétées, 5 à 6 minutes par application ; ou encore par le rayonnement ultrapénétrant d'appareils d'activité 500 000 ; — 24 heures d'application en deux séances d'une douzaine d'heures chacune ou en une douzaine de séances de 2 heures de durée.

Leucoplasie.

Pour soigner les leucoplasies de la langue, de la joue, des lèvres, des organes génitaux, utiliser des appareils constitués par des toiles radifères de 2 cm. de côté, supportant chacune 4 cgr. de sel de radium d'activité 500.000, à rayonnement filtré à travers 2 m/m. de plomb. — 12 heures d'application réparties en 6 séances faites toutes les 24 heures ou toutes les 48 heures.

Reprendre le traitement trois semaines ou un mois après.

Fibromes — Chéloïdes.

Les chéloïdes peuvent être traités suivant la méthode destructive, ou suivant la méthode régressive.

Dans le premier cas, on appliquera à la surface des saillies des appareils d'activité 500.000, entourés simplement de caoutchouc, pendant 24 heures réparties en plusieurs séances d'une demi-heure ou d'une heure chacune, répétées tous les jours.

Reprendre le traitement 6 ou 7 semaines après la dernière application.

Dans le second cas, on filtrera, suivant la technique de DOMINICI, le rayonnement d'activité 500.000, à travers 4 m/m de plomb. — On laissera, sur les chéloïdes, les appareils engainés, suivant la règle, de caoutchouc et d'écrans de papier, pendant 48 heures, réparties en quatre séances de 12 heures de durée chacune. Les applications seront exécutées soit d'une manière consécutive, soit avec un jour d'intervalle.

DERMATOSE

Les inflammations chroniques, superficielles ou profondes de la peau, d'origine infectieuse banale ou syphilitique, sont souvent améliorées par le traitement (BLASCHKO, WICKHAM et DEGRAIS).

Beaucoup plus résistantes sont les lésions lépreuses et tuberculeuses.

Parmi les dermatoses superficielles curables, figurent les eczémas rebelles, le psoriasis, le lichen, les névro-dermites.

Sous l'influence du traitement disparaissent les démangeaisons, les douleurs, la parakératose et la lichénification (WICKHAM et DEGRAIS).

D'après WICKHAM et DEGRAIS, dans les dermatoses superficielles, où l'épaississement de la peau est peu marqué, il suffit de faire une application d'une durée de dix minutes, mais il est préférable de procéder par applications quotidiennes de deux ou trois minutes. Dans les cas où l'infiltration est plus marquée, il faut de 30 à 60 minutes d'application, et celle-ci peut être faite en une seule séance.

A la suite des applications courtes, il se produit parfois une pigmentation noirâtre qui disparait plus tard.

« Quand l'application de ces appareils dépasse 30 minutes, il peut y avoir une réaction plus marquée, caractérisée par un érythème et quelquefois, vers le 15e jour, apparait un prurit, léger d'ailleurs, très différent de celui pour lequel on a eu recours à la radiumthérapie. Ce prurit cède très facilement à l'emploi d'une pommade adoucissante, telle que la pâte de zinc, mais il est bon d'être averti de cette réaction lointaine qui pourrait être prise pour un retour offensif de la dermatose ». (Congrès français de Médecine, 1907).

D'après DOMINICI, de nombreux états inflammatoires chroniques infiltrant profondément la peau, ressortissant à des infections banales ou à la syphilis, ulcéreux ou éléphantiasique, sont extraordinairement améliorés par le rayonnement ultrapénétrant (appareils carrés ou rectangulaires à sels collés, activité 500.000, 24 heures d'applications consécutives ou en 3 ou 4 jours ; reprise du traitement au bout de 15 jours à trois semaines).

Tuberculose cutanée.

WICKHAM et DEGRAIS traitent les différentes formes de tuberculose cutanée par la méthode de l'escarre.

Lésions tuberculeuses. — Lupus ordinaire.

Les lupus ordinaires peuvent être traités par la méthode destructive. On appliquera des appareils d'activité 500.000 sur les lésions pendant 3 ou 4 heures, réparties en 3, 4, 5 ou 6 séances exécutées en l'espace d'une semaine. On attendra six semaines ou deux mois avant de reprendre le traitement.

S'il existe des modules lupiques de récidive, ils seront dépistés par un lavage à l'alcool ; quand ils sont nettement isolés, on les détruit par le thermo-cautère (WICKHAM et DEGRAIS).

Le lupus érythémateux, le lupus verruqueux, la scrofulodermie sont traités suivant la même technique. Quand il existe des croutes ou des portions de tissu mortifié, il est nécessaire de dénuder et de mettre à vif la lésion tuberculeuse (Wickham et Degrais).

Affections rhumatismales. — Rhumatisme blennorrhagique.

Pour le traitement du rhumatisme blennorrhagique, Dominici et Gy recommandent l'usage d'appareils à sels collés supportant 10 à 20 centigr. de sel de radium d'activité 100.000 répartis sur une surface de 20 à 30 centimètres carrés.

Ces appareils seront engainés par une lame de plomb de 1/10 de m/m. d'épaisseur et enveloppés de papier de soie sur une épaisseur de 3 à 5 millimètres. On promènera ces appareils sur le pourtour des grandes articulations, en laissant en place 4 heures de suite.

On renouvellera les applications jusqu'à la disparition de la douleur et la réduction de l'état inflammatoire.

Les arthrites blennorrhagiques chroniques, localisées à la région du cou-de-pied, au tendon d'Achille, au talon, à la voûte plantaire peuvent être traitées avec les mêmes appareils auxquels on adjoint des appareils d'activité 500.000. Durée de l'application : 5 minutes.

Les applications sont renouvelées tous les jours ou tous les deux jours ou trois jours pendant une semaine ou deux.

Les affections rhumatismales ressortent surtout du traitement par les boues radifères. (Voir « Archives Générales de Médecine », juillet 1909.)

Névralgies et névrites.

D'une façon générale, on procédera comme suit :

1° Applications courtes, de deux à trois minutes, d'appareils carrés ou rectangulaires d'activité 500.000 à sels collés renouvelées toutes les 48 heures.

2° Dans l'intervalle de ces applications, apposer à la région douloureuse de grandes toiles d'activité 1.000, engainées de papier fin sur une épaisseur de 1/2 m/m pendant 24 ou 48 heures ; interrompre, pour reprendre au bout de 4 ou 5 jours.

Si ce traitement est inefficace, utiliser les appareils 100.000, 20 centigrammes ou 100.000, 10 centigrammes, de même façon que pour le traitement du rhumatisme.

En dernier ressort, tenter le rayonnement ultrapénétrant : grands appareils d'activité 100.000 engainés de plomb sur une épaisseur d'un millimètre qu'on laissera en place pendant la nuit (12 heures).

Tandis que les névralgies intercostales *a frigore* cèdent à 3 ou 4 applications de 3 ou 4 minutes chacune d'un appareil 500.000 (20 centigrammes), il est des sciatiques qui résistent indéfiniment à l'intervention radiumthérapique.

Au reste, les résultats qui ont été obtenus contre cette affection sont dus essentiellement à des rayonnements de très faible intensité (toile 1.000).

D'une façon générale, quand la douleur n'est pas atténuée après 5 ou 6 applications radiumthérapiques exécutées suivant les divers modes précités, il est inutile de continuer le traitement.

Les crises gastriques d'origine rhumatismales et tabétique cèdent à des rayonnements faibles provenant de toiles 1.000 ou d'appareils d'activité 100.000 de 6 centimètres de diamètre engainés de plomb (1 m/m), puis de papier (1 m/m) appliqués pendant 24 ou 36 heures.

Quant au goitre exophtalmique, il doit être traité aussi par des rayonnements très faibles, toiles d'activité 500 ou 1.000 engainées de papier, apposées pendant 8 heures par jour à la région cervicale, durant une semaine (1).

(1) Si, jusqu'à ce jour, les appareils à sels collés ont été d'un usage plus répandu que les appareils à sels libres dans un étui de métal, ce n'est pas que les premiers soient supérieurs aux seconds, c'est plutôt parce que le radium a été principalement utilisé contre les affections superficielles.

Des recherches de Dominici, il ressort que la Radiumthérapie doit et devra ses succès les plus importants à la mise en usage d'appareils composés de tubes métalliques soudés dans lesquels sont placés les sels de radium, de manière à utiliser le rayonnement ultrapénétrant dans la profondeur des tissus.

Imp. Paul Dupont. — Paris, 1er Arr. — 1961.12.09

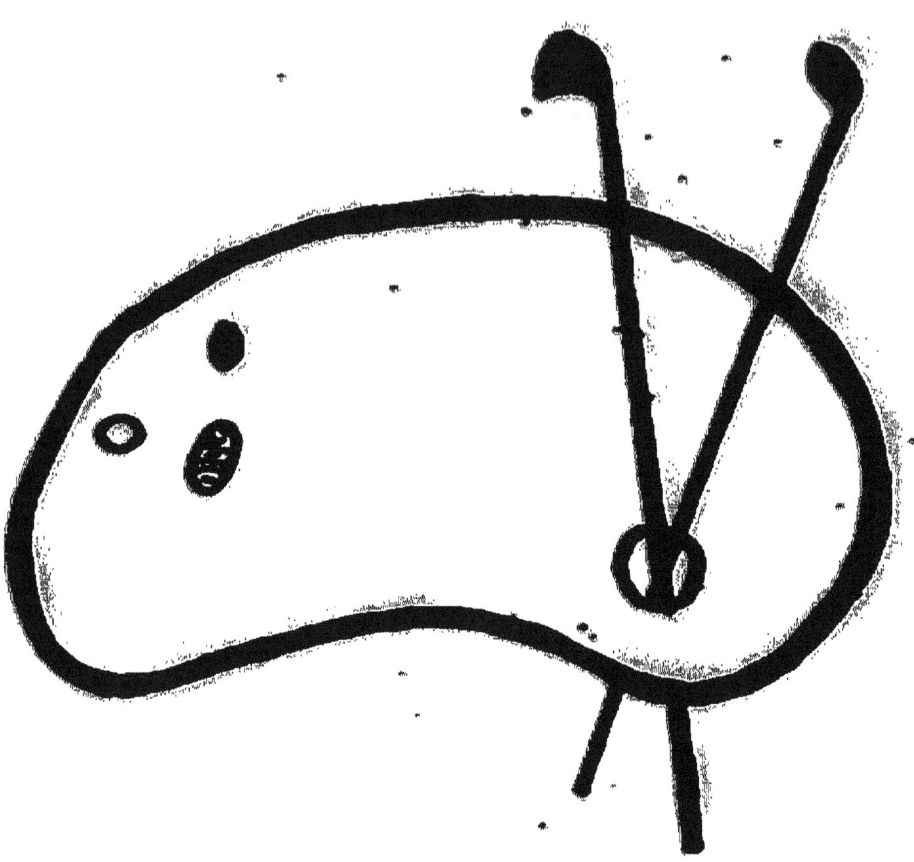